DE LA

CONGESTION OCULAIRE

ET

PÉRIOCULAIRE AIGUË

PAR

Mathieu-Joseph GROGNOT

Docteur en médecine de la Faculté de Paris.

PARIS

A. PARENT, IMPRIMEUR DE LA FACULTÉ DE MÉDECINE

29-31, RUE MONSIEUR-LE-PRINCE, 29-31.

1879

DE LA

CONGESTION OCULAIRE

ET

PÉRIOCULAIRE AIGUË

PAR

Mathieu-Joseph GROGNOT

Docteur en médecine de la Faculté de Paris.

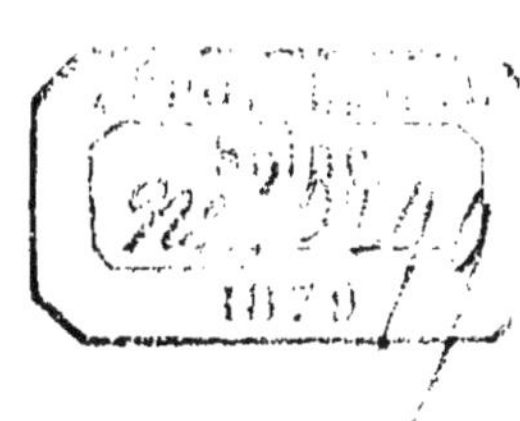

PARIS

A. PARENT, IMPRIMEUR DE LA FACULTÉ DE MÉDECINE

29-31, RUE MONSIEUR-LE-PRINCE, 29-31.

1879

A LA MÉMOIRE DE MON PÈRE

Docteur en Médecine.

———

A MA MÈRE

A MES FRÈRES

A MES AMIS

A MES MAITRES

DE L'ÉCOLE PRÉPARATOIRE DE DIJON

A MES MAITRES DANS LES HOPITAUX

M. LE DOCTEUR BROUARDEL
Professeur de médecine légale à la Faculté de médecine.

MON PRÉSIDENT DE THÈSE

M. LE DOCTEUR DUPLAY
Professeur agrégé à la Faculté de médecine de Paris,
Chirurgien de l'hôpital Lariboisière.

M. LE DOCTEUR FOURNIER
Professeur agrégé à la Faculté de médecine de Paris,
Médecin à l'hôpital Saint-Louis.

M. LE DOCTEUR OLLIVIER
Professeur agrégé à la Faculté de médecine de Paris.
Médecin à l'hôpital Necker.

M. LE DOCTEUR SIREDEY
Professeur agrégé à la Faculté de médecine de Paris,
Médecin à l'hôpital Lariboisière.

A M. LE DOCTEUR ABADIE
Professeur libre de clinique ophthalmologique,

DE LA CONGESTION

OCULAIRE ET PÉRIOCULAIRE AIGUE

—◦—

INTRODUCTION.

Ayant eu l'occasion, en suivant la clinique de
M. le docteur Abadie, d'observer quelques cas de
congestion oculaire et périoculaire aiguë, et ayant
remarqué quel intérêt présentait cette affection
encore peu connue, nous avons pensé qu'il serait
utile de faire quelques recherches à ce sujet, afin
de fixer les caractères de cette maladie, et en même
temps de la différencier d'autres affections avec lesquelles elle pourrait être confondue.

En effet, comme nous le verrons plus loin, cette
discussion sera très-importante, car il est d'autres
états pathologiques qui offrent tant de points de
ressemblance avec celui-ci que le diagnostic différentiel est quelquefois de la plus grande difficulté.
Telle est néanmoins la nécessité de ce diagnostic

différentiel qu'il en découlera d'abord un pronostic tout à fait différent et souvent bien moins grave ; en outre un traitement plus simple pourra être institué.

C'est, guidé par les conseils de notre excellent maître M. le docteur Abadie et sous ses auspices que nous avons entrepris ce travail, dont le mérite, s'il en présente un, doit remonter naturellement jusqu'à lui.

D'après ses indications, nous avons cru bon d'adopter ce titre « De la congestion oculaire et périoculaire aiguë, » titre, qui ne préjugeant rien en lui-même, laisse libre l'interprétation des faits, en même temps qu'il indique clairement l'aspect général de l'affection que nous allons décrire.

Dans les ouvrages récents ou anciens, publiés tant en France qu'à l'étranger, nous n'avons rencontré aucune description, ni aucun fait se rapportant d'une façon bien nette à l'affection que nous décrirons. Aussi ne voulons-nous donner aucun historique et nous bornerons-nous à signaler dans notre index bibliographique les ouvrages et mémoires ayant quelque rapport avec notre sujet.

Néanmoins malgré le petit nombre de nos observations, nous avons cru pouvoir suffisamment en déduire un type qui servira de base à notre description et nous permettra de terminer ce travail qui, nous le savons, est loin de la perfection que l'on pourrait désirer. Mais, si par cette étude nous arrivons à attirer l'attention sur ce sujet, en provoquant la publication de faits analogues permettant de mieux l'approfondir, nous nous estimerons heureux ; notre but sera atteint.

DIVISION.

Ce travail comprendra cinq chapitres : le premier sera consacré aux observations et remarques, le second à la symptomatologie, le troisième au diagnostic différentiel, le quatrième traitera de la pathogénie, enfin dans le cinquième chapitre nous dirons quelques mots du traitement et pour nous conformer à l'habitude nous résumerons en quelques lignes nos conclusions.

Nous avons cru préférable d'adopter cette marche parce que dans le cas actuel elle nous paraît la plus rationnelle. Nous exposons d'abord les faits tels qu'ils se sont présentés, puis, les ayant rassemblés pour en créer un type, nous avons cherché à en déduire les causes et la nature, afin d'en faire ressortir des indications thérapeutiques basées sur la logique et l'expérience.

1er Fait.

Clinique ophthalmologique du Dr Abadie.

Léon, âgé de 38 ans, employé dans une fabrique d'instruments électro-médicaux.

Aucun antécédent pathologique du côté des parents qui sont encore vivants et bien portants.

Pas de manifestations strumeuses dans l'enfance; bonne santé jusqu'à l'âge de 16 ans. A cette époque seulement, il a été pris subitement d'un rhumatisme articulaire aigu très-net.

Depuis, il n'a cessé chaque année d'éprouver, surtout à l'automne et au printemps une série de petites poussées rhumatismales de forme subaiguë, localisées de préférence dans les [petites articulations.

Néanmoins il ne porte aucune trace de déformations articulaires. Depuis ces cinq dernières années, ces manifestations articulaires diminuent de plus en plus de fréquence.

En revanche, il est sujet depuis 10 ans à de fréquentes douleurs névralgiques localisées aux régions orbitaires, sus-orbitaires et pariétales, tantôt à droite, tantôt à gauche, mais plus souvent à droite.

En outre, il ressent parfois des élancements très douloureux, subits et passant comme un éclair, dans des endroits parfaitement déterminés, région sourcilière, angle interne de l'œil, région temporale. Il n'a jamais rien présenté de notable du côté des appareils circulatoire, digestif et respiratoire; rien, en outre, du côté du système nerveux. Pas de syphilis, ni avouée, ni manifestée.

En août 1877, il s'aperçoit un matin, en faisant sa toilette, d'un peu de sensibilité de la région orbitaire et sus-orbitaire droite et de l'œil correspondant: cette région était douloureuse, non seulement spontanément, mais encore à la pression, en même temps qu'elle était le siège d'un peu de rougeur et de gonflement léger. Ceux-ci étaient limités à 3 centimètres environ au-dessus de l'arcade sus orbitaire, à la cavité de l'orbite et à la région de l'angle interne de l'œil (cette dernière région était la plus douloureuse).

Dans la journée les douleurs augmentèrent et devinrent très vives; il s'aperçut que les paupières étaient devenues gonflées et la conjonctive fortement injectée; le gonflement péri-orbitaire avait également augmenté.

Il se présenta dans l'après-midi à la clinique du Dr Abadie. On constata l'état indiqué plus haut et, en outre, on put observer que la cornée n'offrait pas trace d'altération; on lui ordonna 8 sangsues à la tempe, mais il ne sut en faire prendre que deux ou trois.

Les douleurs augmentèrent, la vue devint trouble; une douleur tensive et continue se faisait sentir dans toute la cavité de l'orbite, douleur accrue par les rayons lumineux, de quelque nature qu'ils fussent. Le lendemain matin, son œil était collé; les douleurs

n'avaient point cessé. Il revint à la clinique présentant des cornées saines et peu de photophobie. On
lui posa 14 sangsues à la région temporale et en arrière de l'oreille. Il en éprouva un soulagement immédiat. Les douleurs reprirent le soir, la nuit fut
sans sommeil et, le matin, il avait presque perdu la
vision de l'œil droit. La photophobie était très notable. La chambre antérieure est un peu trouble.

Au bout de deux jours, il distinguait les barreaux
de la fenêtre, et dix jours après il pouvait commencer
à lire.

Enfin, ce n'est qu'au bout d'un mois qu'il put lire
couramment et reprendre ses occupations habi-
tuelles.

Depuis, il ne présenta rien de notable dans l'état
de ses yeux, non plus que dans sa santé générale;
sauf cependant ces névralgies dont nous avons déjà
parlé, qui se manifestèrent comme auparavant.

Cet état dura jusqu'en janvier 1879. Il fut repris à
cette époque des mêmes douleurs à la région orbitaire et péri-orbitaire. Cette fois, ce fut à l'œil gauche. Le second jour, il se mit de lui-même 8 sangsues sur la tempe, qui ne prirent pas.

Le lendemain, il se présenta à la clinique dans
l'état le plus aigu de sa maladie, douleurs vives de
l'œil et de la région sus-orbitaire, qui était tumé-
fiée; de même, la région interne de l'orbite et les
paupières étaient rouges, boursouflées, et la conjonctive extrêmement hyperhémiée : *sécrétion peu*

abondante, photophobie ; *pupille contractée* : la vision de l'œil gauche avait disparu.

La photophobie avait commencé dès la veille. M. Abadie lui ordonna 24 sangsues qui furent appliquées à la région temporale et en arrière de l'oreille. Il en éprouva, comme la première fois, un grand soulagement.

Les troubles intenses de la vision avec photophobie durèrent dix jours. Ce n'est qu'au bout de six semaines qu'il n'eut plus besoin de lunettes bleues : ce n'est aussi qu'au bout de deux mois à partir du début de sa maladie qu'il put reprendre son travail.

Il fut examiné dans les derniers temps, à différentes reprises, par M. Abadie, qui ne trouva dans les milieux et le fond de l'œil aucune trace de la maladie passée.

2e Fait.

Clinique ophthalmologique du Dr Abadie.

Mᵐᵉ Br..., âgée de 29 ans, rempailleuse de chaises.

Aucun antécédent du côté des parents : frères et sœurs bien portants et tous existants.

Quelques légères manifestations de scrofule dans l'enfance. Pas de maladies dans le jeune âge : ni rhumatismes, ni chorée. Réglée à onze ans et demi et bien réglée de suite. Elle eut un premier et unique enfant à l'âge de 25 ans, qui est bien portant.

L'accouchement qui s'est fait spontanément a été

très long ; elle fut obligée de garder le lit pendant un mois. Depuis, elle a toujours souffert au moment des règles et perdu beaucoup en blanc dans l'intervalle de celles· ci, qui sont devenues peu abondantes et très pâles.

Elle a eu, il y a deux ans, des douleurs dans l'épaule droite et la région intercostale du même côté ; douleurs qui ont été considérées par son médecin comme rhumatismales.

D'un autre côté, elle a eu divers accidents attribuables à un état névropathique ; sensation de la boule, perte de connaissance, points douloureux sous le sein gauche et entre les épaules.

Elle accuse encore une perte de sensibilité tactile des doigts, perte qui s'est manifestée à diverses reprises et durant quelques heures ; elle ne pouvait plus tenir aucun objet dans sa main ; elle ne sentait plus son aiguille pour coudre. Elle a eu également de la perte de la sensibilité tactile des pieds ; elle croyait marcher sur du coton. Ces divers troubles furent toujours passagers. Elle se plaint encore de battements de cœur. A l'auscultation, on entend un bruit de souffle doux à la base et au premier temps, de même dans les jugulaires.

Depuis quinze jours avant son arrivée à la clinique, elle souffrait de douleurs assez vives du côté droit, à la région temporale, à l'angle de la mâchoire et au pli génio-nasal. Ces douleurs étaient exaspérées par la pression, mais elles n'étaient pas

constantes en intensité et régulières dans leurs paroxysmes.

Le 8 septembre, elle arriva à la clinique, présentant une congestion sur-aiguë datant de trois jours
et généralisée à tout le globe de l'œil droit et aux
parties voisines : tissu cellulaire de l'orbite, région
frontale inférieure, paupières et joue correspondantes.

L'hyperhémie conjonctivale était très intense, la
vue trouble et la photophobie très accusée. Pas d'altérations de la cornée, très légère sécrétion conjonctivale apparaissant lorsqu'on entr'ouvrait les
paupières. La pupille était contractée. Toute la région était le siège de douleurs intenses.

M. le Dr Abadie prescrivit :

1º Sulfate de quinine, 2 gr. en 3 paquets ;

2º Une potion au bromure de potassium, à 10 gr.

Il fit, en outre, appliquer 5 sangsues à la tempe.

Le 9. Le lendemain, le gonflement avait beaucoup
diminué ; mais il y avait encore beaucoup de douleurs et de congestion oculaire : la vue était toujours très trouble, presque nulle. Séance tenante, on
plaça à la tempe droite trois ventouses scarifiées,
qui donnèrent beaucoup de sang.

Le soulagement fut immédiat ; la malade qui souffrait jour et nuit ne ressentit des douleurs que le
lendemain depuis 4 h. du soir, jusqu'à 10 h.

Du 10 au 14. L'œil droit, sous l'influence du traitement précédent et des instillations journalières
d'atropine s'améliora de plus en plus, le gonflement

surtout diminua, ainsi que l'hyperhémie ; quant au trouble de la vision, il resta ce qu'il était au début, c'est-à-dire qu'à la distance de 20 cent. la malade ne pouvait distinguer ses doigts. Les douleurs persistèrent également, mais beaucoup moins intenses et seulement pendant la soirée. En effet, la malade a remarqué que la plus grande intensité de la douleur était de 4 à 10 h. du soir. Toutefois, dans l'intervalle, la douleur était encore telle que l'insomnie persistait aux premiers jours de la maladie.

Le 14. L'œil gauche fut subitement pris de la même affection ; mais avec plus d'intensité que l'œil droit.

Dès le lendemain 15, le gonflement des paupières, de la joue et du front s'accentuèrent ainsi que l'hyperhémie conjonctivale et la sécrétion purulente des paupières (peu considérable d'ailleurs).

Il y avait de la photophobie et un trouble extrême de la vision comme à l'œil droit.

On ordonna six sangsues à la tempe ; deux seulement prirent.

Le 16. Etat stationnaire : on lui fait mettre huit sangsues nouvelles. Celles-ci ayant été mal posées, les accidents persistèrent, quoique moins forts et le 17 la malade entra à la clinique où elle resta jusqu'au lundi 22.

Le traitement, durant ces six jours fut borné au sulfate de quinine, 0,60 centigrammes par jour et aux instillations d'atropine. De jour en jour l'état de cet œil s'améliora.

Les accidents se sont amendés de plus en plus à droite, à mesure qu'augmentèrent ceux de l'œil gauche. A partir de ce moment, le gonflement a entièrement disparu; l'hyperhémie conjonctivale a diminué; la sécrétion est aussi de moins en moins forte.

24 septembre. La vision est toujours confuse, quoique à un degré moindre que précédemment. La malade distingue ses doigts à 20 centimètres, mais ne peut encore lire. Il y a de la photophobie.

Du côté de l'œil gauche, le gonflement palpébral et orbitaire a disparu presque entièrement; mais il y a une photophobie extrême, non seulement causée par la lumière, mais même par un jour atténué.

Le 25. L'hyperhémie est moins forte à gauche; la vision est cependant toujours très trouble et la malade peut compter ses doigts.

Tous les soirs, la douleur qui était très supportable dans la journée, devint plus aiguë et dura jusqu'à dix heures du soir environ. Les cornées sont saines.

Le 29. Les jours suivants la douleur diminue beaucoup; il y eut toujours un peu de photophobie; la vision fut moins trouble.

La malade revint le 4 octobre suivant. Elle ne souffre plus : la conjonctive est encore un peu rouge et la vision est encore trouble : elle a cessé son collyre d'atropine depuis quatre jours.

A l'examen ophthalmoscopique, la papille paraît un peu flou par suite d'un léger trouble des milieux.

On administre bromure de potassium et sulfate de quinine.

20 octobre. Les milieux de l'œil sont transparents ; il y a encore un peu de photophobie. Acuité visuelle OD et OG = 1/5.

La conjonctive est encore congestionnée. On applique une ventouse à la tempe gauche.

Le 25, La vue s'est améliorée un peu. Acuité visuelle = 2/7.

Les milieux de l'œil sont transparents, la papille est normale ; la conjonctive gauche est également normale, la droite un peu rouge. On applique une ventouse scarifiée à la tempe droite.

Le 28. La vision s'est un peu améliorée. Les conjonctives sont normales. L'œil ne présente rien de particulier.

5 novembre. La malade a eu une petite poussée nouvelle qui a cédé aux ventouses scarifiées.

Le 10, La vision est presque normale, le globe oculaire, les conjonctives ne présentent plus rien de notable.

Malgré la grande autorité de Knapp nous croyons pouvoir ranger l'observation suivante parmi nos cas de congestions oculaires et périoculaires aiguës, car, ainsi que nous le démontrerons, elle présente bien plus les caractères de celle-ci que ceux du glaucome.

*Observations et remarques sur l'action de l'ésérine
dans le glaucome* (Knapp (1).

OBSERVATION.

H. M..., une juive de 35 ans, bien portante, vient chez moi le 10 janvier 1878 avec une petite phlyctène récemment ouverte à la partie externe de la cornée.

Trois jours auparavavant, elle avait ressenti les premiers symptômes d'une douleur à l'œil. Il n'y avait aucune complication, je prescrivis une solution d'atropine à 1/2 pour 100 à instiller trois fois par jour.

Au bout de quatre jours la malade revint guérie, le globe de l'œil sans nulle irritation, la vision nette, je prescrivis une faible solution du sulfate de zinc pour un léger gonflement de la paupière, et je recommandai à la malade de cesser l'emploi des anciennes gouttes et de ne plus revenir, son œil étant maintenant guéri.

Le 21 janvier, elle se présenta pourtant de nouveau avec un fort accès de glaucome aigu au même œil. La veille, l'œil et les parties circonvoisines avaient commencé à devenir douloureux; le bulbe était rouge et la vision trouble.

(1) In Archiv für Augen und Ohrenheilkunde. Tome VII, 2e partie, p. 254, 1878.

Le soir, elle instilla une goutte de son ancienne solution d'atropine ; ce qui ne fit qu'accroître la douleur, tandis qu'autrefois elle n'avait pas ressenti d'effet pareil. Il lui fut impossible de dormir la nuit, à cause *des douleurs violentes et continuelles à l'œil et à la tête.* Elle vint le lendemain, dès le matin, me trouver, présentant les phénomènes suivants : *gonflement des paupières, écoulement des larmes, injection marquée avec faible gonflement de la conjonctive, la cornée et la pupille troubles, la chambre antérieure un peu aplatie, la pupille un peu plus que de grandeur moyenne et immobile, le fond de l'œil est trouble.* T. 1. Acuité visuelle = 15/200 ; la perception des couleurs est incomplète.

Je lui dis qu'elle avait un glaucome, contre lequel je désirais essayer un remède nouveau, que pourtant j'irais la voir dans la journée et que si son œil ne s'était pas amélioré, il faudrait l'opérer sans retard. Je lui ordonnai d'instiller toutes les heures dans l'œil une goutte d'une solution à 1/2 pour 100 de sulfate d'ésérine ; puis un purgatif, six sangsues à la tempe, avec recommandation de laisser couler le sang une demi-heure ; en outre, je lui ordonnai de garder le lit.

Lorsque je la visitai à une heure de l'après midi, je trouvai qu'elle avait ponctuellement suivi mes prescriptions, le résultat était excellent ; les douleurs avaient disparu, l'œdème des paupières, le gonflement et l'injection de la conjonctive avaient diminué, la cornée et l'iris étaient clairs ; la papille s'était complètement contractée, et malgré le rétrécissement de la pupille il me fut possible d'apercevoir distinctement le fond de l'œil. La papille était nettement circonscrite et limitée ; les artères normales et non pulsatiles ; les veines élargies ; dans le reste du fond de l'œil rien de remarquable.

La tension du globe oculaire était normale et même un peu plus faible que celle de l'œil sain. La malade comptait ses doigts, et se servant de l'œil atteint elle lisait l'impression ordinaire à la lampe.

L'accès de glaucome inflammatoire étant complètement écarté, je conseillai à la malade d'instiller des gouttes d'ésérine toutes les deux ou trois heures,

Le jour suivant, je trouvai l'*œdème* et la *fluxion* encore diminués ; l'état de l'œil était aussi bon que la veille.

La guérison s'améliora d'une façon continue. Je restreignis l'emploi de l'ésérine. Le septième jour, elle lut avec — 2,5 D 20/20 ; le neuvième jour, une goutte de solution d'ésérine à 12 pour 100 que je lui instillai chez moi lui occasionna durant deux heures une douleur au-dessus du sourcil et rougit son œil. Je lui ordonnai de rester encore pendant une semaine dans une chambre convenablement obscure, puis de sortir de nouveau, peu à peu, tout en continuant l'emploi de l'ésérine deux à trois fois par jour. La guérison arriva sans complications et fut complète. Lorsque je la revis le 15 juin, presque cinq mois après le commencement de la maladie, son œil était sain sous tous les rapports et elle s'en servait impunément de jour comme de nuit.

———

Dans cette observation on voit apparaître consécutivement à la suite d'une phlyctène de la cornée des accidents semblables à ceux de la congestion oculaire aiguë.

Avant de nous occuper de ceux-ci nous voulons faire ressortir un premier fait, la phlyctène de la cornée. On pourrait, il nous semble, considérer celle-ci comme le prodrome de la maladie. En effet, ne voit-on pas des névralgies congestives apparaître à la suite de chocs ou de blessures légers de l'œil ou de la région sourcilière, névralgies apparemment déterminées par ces traumatismes.

On en trouve des exemples dans le mémoire de Cahen, dans celui de Notta, etc. Aussi ne pourrait-on point considérer ce fait de la phlyctène comme l'équivalent du prodrome névralgique cité dans nos observations. Cette manière de voir nous paraît d'autant plus juste que le reste de l'observation de Knapp nous paraît offrir bien plus les caractères de la congestion aiguë que ceux des glaucomes. Ce dernier, en effet, est borné à des symptômes purement oculaires. Au contraire, ici nous observons « du gonflement de la paupière, de l'écoulement des larmes, de l'injection et du gonflement de la conjonctive », tous symptômes manquant dans le glaucome, mais propres à la congestion. La pupille il est vrai est dilatée, mais seu-

lement « un peu plus que de grandeur moyenne, »
c'est-à-dire non autant que dans le glaucome aigu.
Enfin, caractère important, quant à la dureté spéciale de l'œil, dureté propre au glaucome, il n'en
est point fait mention.

Enfin les déplétions sanguines qui ont été em-
ployées comme traitement, et qui ont eu plein suc-
cès, nous donnent encore à penser que l'on a affaire
ici à un cas de congestion oculaire aiguë.

SYMPTOMATOLOGIE.

Malgré le petit nombre d'observations que nous
venons de présenter et l'absence des faits analogues
dans la littérature médicale, il a nous a semblé cependant que celles dont nous disposons paraissent
suffisamment claires pour nous permettre de donner une symptomatologie assez précise de la question qui nous occupe. Cependant nous n'ignorons
pas combien de modifications ce travail peut être
appelé à subir, à mesure que des faits ultérieurs
seront publiés, néanmoins nous avons cru qu'il
serait bon et utile en attendant mieux de placer ce
premier jalon.

La congestion oculaire et périoculaire aiguë peut

présenter plusieurs phases : la première est la période prodromique ; puis vient celle du début, suivie
bientôt de la période d'état ; et enfin, dernière phase,
période de déclin. Toutefois ces diverses phases
ne sont point aussi nettes qu'on pourrait le croire et
l'on comprendra facilement qu'il en est qui puissent
manquer.

La période prodromique, dont la durée varie environ de cinq à quinze jours et plus, est caractérisée
par les manifestations douloureuses de la névralgie
trifaciale simple. Il se manifeste en effet des douleurs vives, parfois fulgurantes, exaspérées par la
pression, intermittentes, siégeant dans la région
sourcilière, à l'angle interne de l'œil, au pli génio-
nasal, en arrière de la mâchoire, à la région temporale et pariétale, toutes régions innervées par les
branches du trijumeau.

A ces prodromes succèdent, au bout de quelques
jours et davantage même, des accidents congestifs
accompagnés de douleur. Les paupières et la région
orbitaire et périorbitaire sont le siège d'abord d'une
rougeur diffuse. Mais peu à peu celle-ci augmente,
en même temps que la douleur s'accroît et qu'il se
manifeste du gonflement de la région atteinte, ainsi
qu'une légère élévation de la température locale.
Peu à peu la tuméfaction augmente dans toutes les
régions orbitaires et périorbitaires ; les paupières
deviennent boursouflées ; il s'écoule une quantité
notable d'un liquide semblable aux larmes ; l'injection de la conjonctive peut arriver jusqu'au ché-

mosis et, faits très importants, la pupille est très ré-
trécie, il y a de la photophobie, la vue devient
trouble, et au bout de deux à trois jours environ ces
troubles de la vision augmentent et celle-ci peut devenir très faible. Notons que la douleur suit également-
ment la même marche, qu'elle est tensive et continue, souvent avec exacerbations vespérales,
qu'elle se manifeste dans toute la région orbitaire et
périorbitaire, et que néanmoins l'œil n'est ni ré-
tracté, ni en *exophthalmos*.

A l'examen du globe oculaire on n'a remarqué
aucune altération de la cornée, seulement les milieux paraissent troubles. D'ailleurs l'intensité de la
photophobie rend l'examen du fond de l'œil trop
douloureux pour qu'on puisse insister longtemps.
Néanmoins il est probable qu'il existe aussi des
phénomènes congestifs du fond de l'œil.

La marche de la maladie nous offre des caractères spéciaux; en effet, si nous laissons de côté les
prodromes dont la durée varie de quelques jours à
plus d'un mois parfois, on observe que la période
de début est assez courte, tandis que celle de déclin
est de beaucoup plus longue. En effet, au bout de
quatre à cinq jours la maladie est à son acmé ; cette
période d'état peut durer jusqu'à huit à dix jours.
Alors commence la dernière phase ou période de
déclin : la maladie disparaît peu à peu, lentement,
et ce n'est guère qu'au bout de six semaines à deux
mois que toute trace de lésion a disparu et que les

malades peuvent enfin reprendre leur vie habi-
tuelle.

DIAGNOSTIC.

Nous venons de passer en revue différents faits
qui nous paraissent caractériser la congestion oculaire et périoculaire aiguë, nous avons essayé de les
grouper le mieux possible dans notre symptomatologie, afin d'en créer un type. Il nous reste maintenant à distinguer cette affection de celles avec
lesquelles on pourrait le plus facilement la con-
fondre.

Elle présente d'abord une certaine analogie avec
le *zona ophthalmique*. En effet, celui-ci s'annonce
généralement par les prodromes suivants, précédant
de quelques heures à quelques jours l'éruption
caractéristique, tels que : modifications de la sensibilité, douleurs névralgiques, tantôt dans le front,
à la tempe, la partie correspondante du nez, plus
rarement retentissant jusque dans les oreilles, etc.
Ici il est tout d'abord difficile de prévoir à laquelle
des deux affections on aura affaire. Mais lors de
l'apparition des plaques érythémateuses qui pré-
cèdent l'éruption des vésicules caractéristiques du

zona, on pourra établir le diagnostic, car l'éruption qui ne se fait pas attendre éloignera tout à fait l'idée de la congestion oculaire simple.

Lorsque la congestion oculaire est à son début, il y aura lieu également de distinguer cette maladie d'un *érysipèle* où d'un *phlegmon de la paupière* également au début. Dans ces cas, on n'a pas les mêmes prodromes : névralgiques dans l'un, fébriles dans les deux autres. De plus, la présence de ganglions jugera l'érysipèle ; la localisation de la rougeur et de l'état inflammatoire sépareront le phlegmon palpébral de la congestion qui n'offre rien d'inflammatoire.

Mais c'est lorsque la maladie est confirmée que le diagnostic devient plus important. En effet, à cette période plusieurs affections peuvent être confondues avec la congestion oculaire, ce sont : l'œdème malin de la paupière, l'œdème avec ou sans exophthalmie, la conjonctivite purulente et le glaucome.

Lorsque débute l'*œdème malin de la paupière*, il n'y a pas eu ou bien il n'y a presque pas de prodromes. Dans un cas type publié dans la *France médicale* (1) on peut remarquer bien des points de ressemblance ; dans ce cas, en effet, la tuméfaction des deux paupières offrait une peau lisse, tendue, avec une coloration d'un rouge peu intense ; la marche a été envahissante, on n'a point noté de

____

(1) France médicale. Œdème malin des paupières, par Carrié, p. 321, 1878.

Grognot.   3

troubles du côté du globe oculaire et la lésion ne s'est pas étendue au delà de l'orbite.

La *thrombose des sinus caverneux*, décrite récemment sous le nom d'*œdème avec exophthalmie*, offre certains caractères qui, à un examen superficiel, pourrait en imposer et faire croire à une congestion oculaire et périoculaire aiguë. Mais cette affection présentant au début, comme la congestion oculaire, de la diminution de la vision et de la contraction de la pupille, est bientôt suivie en outre d'autres symptômes qui ne tarderont pas à dissiper l'erreur. D'abord le rétrécissement pupillaire est peu durable, et est bientôt suivi de dilatation, l'œil est immobile et en exophthalmie, et on observe à l'ophthalmoscope une infiltration œdémateuse de la papille.

Le seul cas, à notre connaissance, qui ait été publié, d'*œdème aigu sans exophthalmie* et qui ait quelque rapport avec le précédent, est celui de Zehender (1). On trouve bien de la rougeur, du gonflement de la conjonctive allant jusqu'au chémosis, et dans les prodromes « une grande douleur de tête, » mais on n'a point observé de congestion périoculaire non plus que des phénomènes du côté de l'œil.

Les deux derniers diagnostics différentiels que nous avons à faire offrent encore plus d'intérêt, tant à cause de la facilité de la confusion que de la fré-

(1) Zehender Klinische Monotsblätter für Augenheilkunde, 1870; p. 169.

quence de ces maladies, ce sont la conjonctivite
purulente et le glaucome.

Dans la *conjonctivite purulente* on n'observe point
de prodromes, le début est söudain, inattendu ; il y a
de la rougeur, du gonflement intense des deux paupières, surtout la supérieure. A ce début il s'écoule,
il est vrai, un liquide séreux, jaune-citron, mais ce
liquide devient promptement purulent et très abon-
dant ; à ce point que souvent lorsqu'on entr'ouvre
les paupières le pus s'écoule pour ainsi dire à flots.
Quant aux accidents consécutifs, il nous paraît inu-
tile d'y insister, tant ceux-ci sont rapides ; prompte
est la perte de la vision, des ulcérations se montrent
sur la cornée et même on observe assez souvent la
fonte purulente de l'œil. Toutefois dans les formes
bénignes, et ce sont heureusement les plus fréquentes,
il y aura lieu d'insister sur la valeur de ces divers
symptômes et surtout sur la présence d'un écoulement purulent, car celui-ci, nettement constaté, fera
disparaître toute cause de doute.

Plus difficile sera encore le diagnostic avec le
glaucome aigu. L'erreur, du reste, nous paraît avoir
été commise par Knapp, et l'on peut se rapporter à
l'observation que nous publions pour s'en rendre
compte. En effet, l'une et l'autre de ces deux affections sont caractérisées au début par l'apparition de
douleurs ciliaires avec injection conjonctivale intense ;
l'une et l'autre présentent de la photophobie et des
troubles de la vision. Mais il est dans le glaucome
des symptômes pathognomoniques qu'il faudra tou-

jours rechercher avec attention ; Ce sont : d'abord
cette *dureté spéciale du globe de l'œil*, qu'on compare
à la dureté d'une bille de marbre, puis la présence
constante de la *dilatation pupillaire* ; enfin tous les
phénomènes sont *intra-oculaires*. Or, l'existence de
ces faits bien constatée, il n'y a pas lieu de songer à
une congestion oculaire ; et nous sommes étonné
qu'un observateur de la valeur de Knapp ait pu
donner le nom de glaucome à une affection qui, dé-
pourvue de ces principaux caractères, doit, à notre
avis, plutôt être considérée comme un cas de congestion simple.

Enfin, nous ne pouvons terminer ce chapitre sans
parler de la *névralgie trifaciale* à forme *congestive*,
autrefois appelée ophthalmie intermittente et que
Tavignot, le premier, fit entrer dans le cadre de la
névralgie du trijumeau. Cette affection, en effet, à de
remarquables analogies avec la congestion oculaire.
On observe généralement les mêmes prodromes dans
les deux cas, prodromes névralgiques simples. A ce
moment il est impossible de prévoir à laquelle des
deux affections on va avoir affaire.

Le début est également embarrassant, la congestion oculaire existe de part et d'autre ainsi que le
larmoiement, mais la congestion est moins vive,
moins étendue et rarement périoculaire dans la névralgie.

Enfin la pupille est souvent dilatée, les troubles
de la vision sont moindres. En outre, signes pathognomoniques, « la névralgie de la face est toujours

intermittente (1), » les phénomènes, douleur, rougeur, gonflement, sécrétion lacrymale, etc., sont « nuls dans l'intervalle des accès (1), » contrairement à ceux de la congestion qui sont permanents, car la douleur plus intense par moments n'en persiste pas moins tout le temps ainsi que les autres phénomènes.

PATHOGENIE.

Quel peut être le mode de production des phénomènes que nous venons de décrire? Comme nous allons le voir, nous ne pourrons guère faire à ce sujet que des hypothèses basées sur des recherches de physiologie expérimentale qui ont été faites ces dernières années sur les nerfs crâniens et sur les nerfs vaso-moteurs.

Rappelons d'abord quels sont les symptômes dont nous avons à rechercher l'explication : presque simultanément apparaissent , une congestion vive de la conjonctive, des régions périoculaires amenant la tuméfaction de ces parties, puis des troubles visuels accompagnés de constriction pupillaire. En même temps on peut constater, outre les douleurs vives qui occupent la région congestionnée, l'exi-

(1) Jaccoud. Traité de pathologie interne, t. I, p. 488.

stence de points névralgiques nets où les douleurs
sont exaspérées par la pression.

La constriction pupillaire nous force à rechercher
où peut siéger une lésion produisant à la fois les
phénomènes douloureux, congestifs, et oculo-papil-
laires que nous venons de décrire. La douleur qui
siège sur les branches du trijumeau nous engage à
rechercher d'abord quels sont les résultats des lésions expérimentales de ce nerf.

Lorsqu'on sectionne le trijumeau comme déjà en
1822 l'avait observé Magendie, les phénomènes
d'altérations et de nutrition sont plus lents à se
produire lorsque la section porte sur le ganglion ou sur la partie située au delà ; Cl. Bernard
a vu même ces phénomènes d'altération manquer
complètement quand on arrive à couper la cinquième
paire dans le cerveau même, suffisamment loin du
ganglion.

Nous n'entrerons point ici dans ces détails, il
nous suffit de connaître les manifestations produites
dans la branche ophthalmique ; on observe donc
une vascularisation de l'œil, un aspect terne de la
cornée, une altération de l'iris, avec constriction de
la pupille et une plus grande convexité de la cornée
du côté opéré, enfin la sensibilité de l'œil disparaît
lorsque la branche ophthalmique a été coupée en
masse (1).

Du reste, en réalité, ce n'est point à une *section*

(1) Cl. Bernard. Leçons sur la physiologie et la pathologie du système derveux, t. II, 4e et 5e leçons.

mais à une *irritation* de ce nerf, soit dans son trajet, soit au niveau de son moyen d'origine, que nous devons comparer l'affection que nous avons décrite. Une irritation produirait bien en effet les douleurs, et l'on sait que certaines névralgies trifaciales offrent comme phénomènes secondaires, des congestions, des œdèmes, des troubles visuels. Mais par quel procédé ?

On serait fort tenté d'invoquer ici l'existence de nerfs vaso-dilatateurs qui, irrités en même temps que les fibres sensitives du nerf déterminent le relâchement des tuniques artérielles.

Mais, d'une part, l'existence de ces nerfs ne nous expliquerait point le rétrécissement pupillaire, d'autre part nous ne pouvons ne pas nous rappeler la prudence de M. le professeur Vulpian, qui, dans ses leçons sur les vaso-moteurs, cherchant à expliquer les phénomènes dont nous parlons, rappelle que ces fibres dilatatrices n'ont point été décrites.

« Il nous faut donc, dit-il, interpréter au moins provisoirement les congestions produites par des névralgies dans les autres régions du corps, comme nous l'avons fait pour la rougeur inflammatoire. Nous devons supposer que les excitations agissant sur les nerfs centriprètes sensitifs ou sur les éléments nerveux de leurs foyers d'origine, peuvent être transmises aux centres vaso-moteurs des régions où se distribuent ces nerfs, et peuvent suspendre l'activité tonique de ces centres, de façon à déterminer une paralysie des vaisseaux des régions correspondantes (1). »

La question en est restée à peu près au même point. Les vaso-dilatateurs du maxillaire supérieu^r ont cependant été décrits (Jolyet (2) et Laffont (3), mais non ceux de la branche ophthalmique. Il nous faudrait donc adopter l'opinion de prudence que professait Vulpian en 1875, en admettant l'action réflexe paralysante des centres vaso-constricteurs. On pourrait penser alors que cette action porte en même temps sur le centre cilio-spinal très voisin, comme on le sait, du point d'origine des vaso-constricteurs de la face. Ainsi se trouve expliqué le rétrécissement pupillaire, tandis que les troubles visuels dépendraient de la congestion de la papille. Mais nous ne pouvons nous empêcher de faire remarquer ici que d'une façon générale la théorie de l'origine centrale des névralgies nous semble probable et qu'on pourrait peut-être expliquer ces phénomènes vasculaires d'une façon presque exactement inverse.

Supposons des troubles médullaires amenant la paralysie temporaire des centres dont les fibres convergentes se portent, contenues dans le cordon cervical du grand sympathique, vers les vaisseaux de

(1) Leçons sur l'appareil vaso-moteur, Vulpian, tome II, p. 493, 1875.

(2) Jolyet. Progrès médical, 1879, n° 44, p. 830.

(3) Laffont. Gazette médicale, n° 8, 1879

la face et vers l'iris. Nous aurons, comme dans les cas de section de ce cordon, le syndrome suivant : constriction de la pupille, rétraction du globe oculaire augmentation notable de la sécrétion des glandes de Meibomius, et, quelquefois des larmes, vascularisation considérable de la peau de la conjonctive du fond de l'œil avec élévation de la température locale. Quant aux points douloureux, il paraît assez évident que si, dans certains cas, les névral gies sont la cause de la congestion, dans d'autre elles lui sont consécutives. L'expérience nous montre d'autre part que, outre les phénomènes déjà cités, on observe encore à la suite de la section du cordon cervical une exagération de la sensibilité, les vais seaux contenus dans les rameaux du trifacial étant dilatés, les filets nerveux deviendraient plus excitables.

Nous ne nous faisons pas d'illusion sur la valeur que peut avoir cette explication : nous ne la considérons pas comme absolue. Nous avons voulu simplement montrer entre quelles hypothèses pouvait osciller l'esprit de l'observateur qui se trouve vis-à-vis des phénomènes tout spéciaux que nous avons décrits. On ne nous reprochera pas à ce sujet de n'avoir nullement cité des observations qui semblent se rapprocher des faits que nous rapportons (1). Il eût été sans doute intéressant de les com-

---

(1) Voir à l'index bibliographique, Notta, Cahen, Mazade, Marinetti, Tavignot, etc.

parer aux cas que nous avons étudiés. Mais, comme les nôtres, ces observations manquent de la preuve anatomique, et à défaut de celle-ci on comprendra, nous l'espérons, que nous avons préféré nous appuyer, pour édifier notre pathogénie, sur une branche de la science médicale qui est destinée à compléter, à aider et à remplacer parfois les recherches anatomiques : la pathologie expérimentale.

PRONOSTIC ET TRAITEMENT.

D'après les faits que nous avons publiés plus haut, il nous semble qu'on peut, dans cette affection, formuler en général un pronostic bénin, si toutefois on institue un traitement convenable, car bien que la maladie ait une durée encore assez longue, elle n'offre néanmoins aucun trouble persistant du côté de la vision. Quoi qu'il en soit, on pourra prévenir les malades de la possibilité d'une récidive plus ou moins éloignée, récidive provenant sans doute d'une cause diathésique, peut-être rhumatismale (1), mais dont cependant nous n'avons

(1) Ferrand. Des exanthèmes du rhumatisme. Th. de Paris, 1862. Obs. X et XX. — Fernet. Du rhumatisme aigu et de ses diverses manifestations. Th. de Paris, 1865, p. 98. — Davaine. Contribution à l'étude du rhumatisme. Th. de Paris, 1879. Obs. I et IV.

pu établir la nature à cause du petit nombre de nos observations.

Un traitement très simple pourra être institué, borné à des instillations d'atropine et à des déplétions sanguines locales (sangsues ou ventouses scarifiées). Celles-ci pourront être répétées suivant les indications, néanmoins il nous semble qu'il faut être modéré sur ce point, car l'anémie consécutive à des pertes de sang trop abondantes ne doit pas être perdue de vue. Nous croyons en outre devoir faire observer que le lieu d'élection pour ces applications n'est pas indifférent. En effet, si on les place trop près de l'angle externe de l'œil, on peut avoir affaire à ces œdèmes du tissu cellulaire des paupières qui seraient une complications plus grave dans ce cas.

Ce traitement pourra être complété par le sulfate de quinine à l'intérieur, lorsqu'il y aura des paroxysmes réguliers dans les douleurs, par le bromure de potassium si celles-ci sont très vives, enfin on réglera sa conduite suivant les indications spéciales qui seront fournies.

CONCLUSIONS.

Il existe un état pathologique spécial caractérisé par une congestion oculaire et périoculaire accompagnée de troubles de la vision et de douleurs vives de la région atteinte.

Cet état est absolument distinct de certains autres états pathologiques de cette région, notamment le glaucome et la névralgie congestive.

La durée de cette affection est d'environ un à deux mois. Le pronostic en est bénin. Le traitement pourra être borné à des émissions sanguines ; on agira, pour le reste, suivant les indications spéciales.

INDEX BIBLIOGRAPHIQUE.

ABADIE. Traité des maladies des yeux, 1876, t. I, p. 7.

CL. BERNARD. Leçons sur la physiologie et la pathologie du système nerveux, 1858, t. II, 4e et 5e leçons.

CAHEN. Des névroses vaso-motrices. Arch. de méd.

CARRIÉ. Œdème malin des paupières. France médicale, 1878, p. 321.

DAVAINE. Contribution à l'étude du rhumatisme. Th. de Paris, 1879. Obs. I et IV.

FANO. Névralgie faciale congestive. Gazette des hôpitaux. 1864, p. 457.

FERRAND. Des exanthèmes du rhumatisme. Th. de Paris, 1862. Obs. X et XX.

FERNET. Du rhumatisme aigu et de ses diverses manifestations. Th. de Paris, 1865, p. 98.

FRANCK. Des filets irido-dilatateurs. Gazette médicale, 1879, no 41. p. 520.

JOLYET. Excitation du nerf buccal et des filets de la glande molaire, Progrès médical, 1879, p. 890.

MAZADE. Ophthalmie intermittente. Revue médicale, t. III, p. 232 et Annales d'oculistique, t. XX, p. 129.

MARINETTI. Conjonctivite intermittente. Gazz. degli ospid. di Genova· Fév. 1860.

NOTTA. Sur les lésions fonctionnelles qui sont sous la dépendance des névralgies. Arch. de méd., 1854.

PANAS. Mémoire sur la compression de la partie cervicale et thoracique du nerf grand sympathique. Mémoire de la Société de chirurgie, 1868 et Leçons sur les kératites, 1876.

POITEAU. Des lésions de la portion cervicale du grand sympathique. Th. de Paris, 1869.

RIVEAU-LANDREAU. Ophthalmie intermittente. Annales d'oculistique, t. XXII, 1849, p. 15.

TAVIGNOT. Ophthalmie intermittente. Annales d'oculistique, t. XVIII, p. 39 et 144.

VALLEIX. Traité des névalgies, 1841.

VULPIAN. Leçons sur l'appareil vaso-moteur, t. II, 1875.

ZEHENDER. Œdème aigu de la conjonctive. Klinische Monotsblätter für Augenheilkünde, 1870, p. 169.

Paris. — A. PARENT, imprimeur de la Faculté de Médecine, rue M.-le-Prince, 29-31.

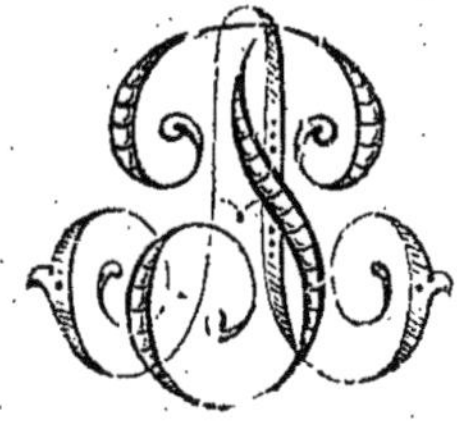